MÉMOIRE

SUR LE MODE D'ACTION

DE L'ARNICA MONTANA,

OU

NOUVEAU POINT DE VUE MÉDICAL

Déduit de l'observation clinique, et d'après lequel on peut expliquer son action sur l'économie animale;

PAR ANT. CADOT,

DOCTEUR EN MÉDECINE, CHIRURGIEN-MAJOR DE LA GENDARMERIE ROYALE DE PARIS.

A PARIS,

DE L'IMPRIMERIE DE RIGNOUX,

Rue des Francs-Bourgeois-Saint-Michel, n° 8.

1821.

MÉMOIRE
SUR LE MODE D'ACTION
DE
L'ARNICA MONTANA.

L'ARNICA MONTANA, quoique connue des anciens naturalistes, ainsi que je l'ai démontré dans une notice historique à la tête de ma thèse inaugurale, n'a été employée sérieusement en médecine que depuis un siècle environ [1]. Les médecins allemands s'en sont occupés principalement; et, s'il n'est pas vrai, comme on l'avait prétendu, que ce soit uniquement pour complaire au *baron Stoërk*, que les recherches dont cette plante fut l'objet aient été entreprises, au moins peut-on présumer que l'émulation qui existait alors en Allemagne pour constater les vertus des remèdes énergiques ait eu beaucoup d'influence sur les expériences relatives à l'*arnica*.

Mais il est résulté de ces travaux une foule d'observations vagues ou mal déterminées, d'où l'on est

[1] *Observations* sur les effets de l'*arnica montana* dans le traitement d'une fièvre de nature mucoso-putride, qui a régné épidémiquement dans le département de Seine et Marne. (Paris, germinal, an XIII).

parti pour conclure que ce médicament, très-préconisé d'abord comme tant d'autres dans leur nouveauté, n'était nullement pourvu des propriétés qu'on lui avait attribuées; et il ne fallut rien moins que la réputation de praticien probe et éclairé que s'était si justement acquise l'illustre *Stoll*, pour qu'on n'abandonnât pas tout-à-fait ce précieux remède. Quelques médecins français se sont occupés depuis de l'emploi de ce médicament; et, sans parler des bons effets que j'en ai moi-même recueillis dans une épidémie de fièvres muqueuses-adynamiques, plusieurs autres essais ont été faits dans des maladies différentes en apparence, quoique le rapport des parties affectées présentât une analogie d'action ou de sympathie évidente. C'est de cette manière qu'on peut entendre aujourd'hui comment on combat avec succès une céphalalgie rhumatismale, et comment on guérit, par le même remède, une congestion sanguine, dans quelques parties du corps que ce soit. C'est faute d'avoir été envisagé sous les points de vues physiologiques, si bien développés par *Bichat*, et qui servent de base à la savante Classification Nosographique du professeur *Pinel*, que les expériences négatives du médecin de Pise, *Vacca Berlinghiezzi*, sur l'*arnica*, ont été si mal interprêtées. Comment se fait-il, en effet, qu'on se soit plu de tout temps à regarder un remède comme *inutile*, parce qu'il n'avait pas répondu à toutes les vues qu'on s'est proposées dans ses diverses applications? C'est le propre de l'esprit humain de s'opposer à tout ce qui ne flatte pas l'amour-propre, et voilà la cause de l'oubli dans lequel tombent les meilleurs remèdes, avant que l'expérience toujours tardive vienne mettre son cachet aux découvertes les plus utiles. C'est faute aussi d'avoir voulu suivre le progrès des connaissances actuelles que la plupart des écrits modernes, surtout en France, n'ont pas redressé à l'égard de l'*arnica* le tort qu'on a fait à ce moyen thérapeutique, en répétant comme à plaisir les reproches non mérités qu'on lui a trop souvent adressés [1].

[1]. Outre les douze observations contenues dans ma thèse, j'en ai donné trois autres dans le n° 59 de la *Gazette de Santé*, année 1806, tendantes à faire connaître les bons effets de l'*arnica* dans deux céphalalgies rhumatismales, et une congestion sanguine à la région lombaire, après une chute faite d'un endroit fort élevé.

Le docteur *Martinet* de Plombières a publié aussi une observation précieuse sur les effets surprenans de l'*arnica* à la suite d'une blessure grave. (*Même Gazette.*)

Le professeur *Hallé* dit en avoir obtenu beaucoup de succès sur lui-même, pour combattre un mal de tête traumatique, qui n'avait cédé à aucun autre remède.

Des médecins de *Tours* dont les observations sont consignées dans le *Précis de la Société Médicale* d'Indre et Loire, notamment dans le n° 14, ont de même obtenu beaucoup de succès de l'usage de l'*arnica*, qu'ils employèrent d'abord dans les fièvres adynamiques, pour remplacer le quinquina, puis dans diverses affections muqueuses sur les intestins, chez les enfans, qui étaient souvent accompagnées de vers : ils donnaient une tasse d'une infusion théiforme de quatre grains de ses fleurs,

Maintenant que j'ai indiqué la nécessité de donner plus de développement à tout ce qui a été écrit sur ce remède précieux, voyons quelle serait la voie la plus sûre de parvenir au but désiré, c'est-à-dire d'accorder entre eux les *faits* déjà connus, et recueillir ceux qui manquent pour le dogme de ce médicament efficace.

Si, au lieu de discuter vaguement les effets de l'*arnica* sur les humeurs ou sur le sang extravasé, on se fût occupé d'apprécier le résultat des mouvemens critiques produit par l'espèce de perturbation que ce remède opère sur toute l'économie, on aurait fait un grand pas vers la détermination des circonstances où ce médicament doit être mis en usage. Il faut donc se reporter aux phénomènes qu'il produit sur l'organisme; et c'est en effet toujours après que ce remède a occasioné quelques désordres, en apparence, sur les viscères précordiaux et autres, que la solution des maladies s'opère. C'est ainsi que les nausées, le vomissement, de violentes cardialgies et quelquefois l'ivresse, s'observent presque toujours sans aucun danger pour le malade [1].

le matin à jeun plusieurs jours de suite, puis administraient un lavement d'eau simple, qui faisait rendre beaucoup de *mucosités* et souvent des vers.

[1] J'ai donné mes soins à une fille hystérique atteinte d'une fièvre rémittente-muqueuse, avec tendance adynamique, qui devint ivre après avoir bu d'une manière assez rapprochée un pinte d'infusion de fleurs d'*arnica* : cette fille chantait et dansait ainsi toute nue.

Quoiqu'il soit démontré, comme je l'ai avancé dans un article de la *Gazette de Santé* déjà cité [1], que les sueurs gluantes et fétides, observées à la fin des fièvres muqueuses-adynamiques, aient été le produit de l'action secondaire ou sympatique de l'*arnica* sur les vaisseaux exhalans de la peau; il ne s'ensuit pas moins que les résultats de ce remède ne sont pas *fixes*, et que c'est dans une *analogie d'indications curatives*, communes à beaucoup de maladies, qu'il faut chercher le motif de l'emploi de ce médicament. En effet, si j'ai bien compris ce qu'a dit *Stoll* dans sa Médecine-pratique, ce célèbre médecin avait reconnu qu'on ne pouvait établir, touchant la fièvre putride, aucune règle précise au moyen de laquelle on puisse toujours employer l'*arnica* avec autant d'avantage qu'il l'a fait dans l'automne de 1779. Cet auteur ne croyait pas que l'*arnica* produisît toujours des crises sensibles; et, si l'on excepte quelques urines presque ictériques, qui produisaient du soulagement, il dit avoir toujours vu céder les fièvres à des cardialgies, qu'il appelle en conséquence *spécifiques*.

Il paraîtrait donc, bien que la guérison se fût

[1] Je ne connais que le docteur *Barbier*, d'Amiens, qui ait parlé, dans son *Traité de Matière Médicale*, publié l'an dernier, des effets sympathiques de l'*arnica* sur la peau. Comme cet auteur ne cite aucun médecin qui les eût observés, et que dailleurs la publication de son ouvrage est postérieure de beaucoup à ce que j'en ai dit dans le nº 59 de la *Gazette de Santé*, je me crois dispensé de revendiquer la priorité de cette observation.

opérée d'une manière différente en apparence dans les diverses circonstances où l'*arnica* a été utile, que ce serait toujours cependant en déterminant *indirectement l'action du système capillaire*. C'est ainsi que l'*arnica* provoque, dans certains cas, l'absorption du sang extravasé, et dans d'autres l'accélération de la circulation de la lymphe seulement; enfin l'exhalation cutanée, cause évidente des sueurs observées par moi à la fin des fièvres muqueuses d'origine. C'est sans doute de cette manière que *Barthez* entendait la résolution de ce qu'il appelait l'état goutteux des fluides et rhumatique des solides; et, c'est par cette raison aussi qu'ont échoué généralement ceux qui ont tenté de combattre *directement*, par ce moyen, toute espèce de paralysies sans distinction de causes.

Mais, avant d'examiner d'une manière plus spéciale les cas où l'usage de ce remède peut être nécessaire, je ferai remarquer la différence qui existe entre les diverses espèces d'*arnica* dont se compose le même genre. Cette plante croissant, en effet, dans différentes contrées de l'Europe, n'acquiert pas partout le même degré de développement, à cause de la différence du sol, et n'est pas non plus toujours la même. C'est ainsi que l'*arnique* (*doronicum vulgare*) qui croît en Auvergne, dans les Vosges, dans les terrains incultes de la Sologne, et que les habitans pauvres de cette dernière contrée fument sous le nom de *grande bétoine tabac*, ne produit pas les mêmes effets médicamenteux que l'*arnica montana* employée par les Allemands, lesquels la tirent principalement de la Bohême. Cette dernière espèce diffère beaucoup de celle qui donne de petites fleurs bleues en mai : elle se trouve d'ailleurs décrite entièrement au commencement de mes *Observations sur les effets de l'arnica montana, etc.*, qui fait partie de la collection des thèses de la Faculté de Médecine de Paris.

Il reste à examiner les circonstances des maladies où l'*arnica* ne peut être remplacée par aucun remède ; et cette partie est d'autant plus difficile à traiter que, comme je l'ai fait entrevoir, les premiers essais de ce medicament ont été faits empiriquement. Dailleurs, d'après les limites que je me suis tracées, je ne puis qu'indiquer collectivement les divers cas, ou, pour mieux dire, le caractère général des affections morbides qui ont été combattues avec succès par ce remède.

Je commencerai par faire remarquer que c'est aux qualités éminemment amères et nauséeuses propres à l'*arnica*, qu'on a attribué généralement ses propriétés médicinales ; et les principes élémentaires ou constituans qu'on a découverts dans cette plante, par l'analise chimique, l'avaient fait regarder comme possédant, sous quelques rapports, les mêmes vertus que le quinquina. C'est en effet dans beaucoup de cas analogues à ceux où réussit cette dernière substance, qu'on l'a employée d'abord en Allemagne, avec assez d'avantage. Mais ce qui rendit l'usage de l'*arnica* si précieux dans bien des cas de maladies fébriles où le quinquina avait échoué, ne serait-ce pas la propriété *émétique* que possède le principe amer, découvert dernièrement dans ses fleurs, joint à une substance résineuse-aromatique agissant de son côté, qui produiraient des mouvemens critiques par réaction de l'impression vive qu'ils exercent sur les viscères abdominaux ? C'est probablement par suite de cette action vive sur les premières voies que s'opèrent, comme par *irradiations*, les excitations qui s'exercent sympathiquement sur les divers organes éloignés du centre, et que s'effectuent les solutions critiques, la cause prochaine ou efficiente de la maladie étant détruite [1].

Je crois que c'est de cette manière qu'il faut envisager l'action de l'*arnica* pour retirer des expériences faites les *données* nécessaires à celles qui restent à faire, et compléter ainsi l'histoire de cette substance médicamenteuse.

Passant en revue maintenant les diverses maladies auxquelles on a appliqué ce remède, je vois que c'est comme *expectorant* que le docteur *Ferh*

[1] M. *Bouillon-Lagrange*, qui fit, en 1805, l'analise chimique des *fleurs d'arnica*, y trouva une assez grande quantité de *tanin* et d'*acide gallique* faible, parmi d'autres *composans*, qui donnaient l'idée des rapports de ce médicament avec le quinquina ; mais d'après les dernières expériences chimiques de MM. *Lassaigne* et *Chevallier*, il paraîtrait que sa vertu réside principalement dans une matière amère, nauséabonde, ressemblant à la matière vomitive du cytise (cytisine), qui distingue davantage l'*arnica* de ce remède, et qui explique la différence de ses effets.

l'a d'abord employé en Allemagne, pour combattre l'asthme et le catarrhe. *Metzger* ou *Meïsner*, qui a écrit sur ses propriétés *vulnéraires*, n'a rien négligé pour lui faire donner la préférence sur les autres substances dites vulnéraires, employées de son temps. *Buëcher* faisait grand cas de cette plante, ainsi que *Barthez*, pour combattre certains états goutteux et l'état rhumatismal prolongés, lorsque les mouvemens critiques ou la force médicatrice de la nature avait été insuffisante pour résoudre ces états devenus chroniques; peut-être est-ce par la merveilleuse propriété que possède l'*arnica* de rétablir les *directions* au moyen de ses effets sympathiques que s'opère cette résolution [1]. Enfin *Schulz*, *Collin*, *Birkholz* et *Stoll* l'employèrent si fréquemment dans diverses affections fébriles, qu'ils ont été à même non-seulement d'observer son analogie d'action avec le quinquina, mais encore cette différence si précieuse dans plusieurs de ces affections, qui demandent peut-être moins l'action fixe de cette dernière substance, que celle produite par *corrélation*, au moyen de l'*arnica montana*. C'est par cette raison que toutes les fois qu'on a employé ce médicament dans le cas où un flux accompagnait l'état fébrile, il a toujours fallu l'unir soit à la racine de cette plante, contenant un principe plus astringent que ses autres parties, soit au *quinquina* qui

[1] Je me suis servi de cette expression faute d'autres, sans y attacher un autre sens que celui que *Barthez* lui donnait lui-même.

contient ce principe fixe : c'est ainsi que le pratiquait le célèbre *Stoll* dans les dyssenteries putrides.

Il est donc évident que c'est au même mode primitif d'*action* sur l'économie animale, que sont dus les *effets secondaires* divers qu'on a observés dans les différens cas où l'on a fait usage de l'*arnica*. Les raisons plausibles et suffisantes que je crois avoir données sur la manière d'agir de ce médicament me permettront de passer à la séméïotique ou aux signes diagnostiques communs à plusieurs affections, qui doivent en indiquer ou défendre l'usage.

« Je donnais, dit *Stoll*, la décoction de *fleurs d'arnica* dans toutes les fièvres putrides, 1° lorsqu'aucun viscère n'était emflammé, ou après que l'inflammation avait été dissipée ; 2° lorsque le pouls était naturel ou presque dans cet état, et que cependant le malade était très-faible, et les fonctions animales abattues ; 3° lorsque la langue était sèche ou bien couverte d'un *mucus* abondant et sale ; 4° lorsque surtout le malade était stupide, lent, avait l'ouïe dure, de la pente au sommeil, un léger délire et marmottait tout bas ; 5° dans la fièvre putride-puituiteuse, dans la lente nerveuse ou celle qui lui est analogue, etc., etc., soit qu'il existât ou non des pétéchies, du millet ou tout autre espèce d'exanthêmes » [1].

D'après tout ceci, il est facile d'apercevoir que tous les signes négatifs de la diathèse inflammatoire dite phlogistique du sang, ou, comme disent les

[1] *Médecine pratique*, traduite par Mahon, tom. III.

Brouniëns, l'état sthénique de l'organisme, permettent de faire usage de l'*arnica*. Dans ce dernier cas, on peut encore distinguer l'état sthénique indirect, ou de tension passive, qui permet aussi son emploi, soit que cette débilité provienne du découragement, de l'oppression ou de l'épuisement des forces de l'organisme. Ainsi donc, toutes les fois qu'un malade présentera des signes d'*inertie*, provenant ou de l'ensemble ou de quelque système organique que ce soit, on pourra administrer l'*arnica* avec sûreté, soit en décoction, soit en infusion ou autrement, selon le but qu'on se propose. Il paraîtrait que la *décoction*, qui se fait ordinairement à plus forte dose que l'*infusion*, produit cependant moins d'effets *irritans*, parce que l'infusion ne laisse pas évaporer comme elle les principes les plus volatils de ses fleurs, qui peuvent d'ailleurs former des combinaisons nouvelles dans l'ébullition qu'on lui fait subir. On peut aussi modifier les doses de l'*arnica*, selon le degré de sensibilité et d'irritabilité du malade [1], et l'espèce d'affection qu'on veut

[1] M. *Alibert* a rangé l'*arnica* dans la classe des médicamens qui agissent sur la contractibilité fibrilaire du canal alimentaire. Je suis porté à croire cependant, que ce remède exerce plus *directement* son action sur la sensibilité organique de cet appareil, ainsi que semblent l'indiquer les cardialgies qui s'observent immédiatement apèrs son usage. Ce n'est que lorsque l'action de ce médicament est vive et prolongée que les nausées et le vomissement surviennent, ce qui a lieu plus fréquemment après l'emploi de l'*infusion* de ces fleurs que de sa *décoc-*

combattre. On peut encore varier la forme sous laquelle on l'administre, en la donnant dans quelques cas sous celles de sirop, d'extrait ou d'opiat, combinée ou non avec d'autres substances. Toutefois il est nécessaire que le médecin suive bien les premiers effets de ce remède, afin d'en diriger l'emploi avec sûreté, et de déterminer, d'après les effets observés, la quantité qui sera nécessaire pour effectuer la guérison.

On ne pouvait s'attendre à trouver ici une description de chacune des maladies où l'on peut employer l'*arnica*; je terminerai donc mes observations en indiquant seulement les principales affections où l'empirisme a cru devoir en tenter l'usage. De ce nombre sont les paralysies sans distinction de cause, les obstructions, la gangrène, l'asthme, la coqueluche, la goutte, l'aménorrhée et la néphrite calculeuse ou gravelle. Des médecins trop scrupuleux peut-être ont restreint l'usage de l'*arnica* aux fièvres de tous les types, à la dyssenterie putride et aux catarrhes devenus chroniques, auxquels on pourrait ajouter les *paralysies à la suite d'apoplexies* et d'*empoisonnement* par les substances *narcotiques*; les *rhumatismes chroniques*, l'*hydrocé-*

tion. L'*ivresse* et même les *convulsions* sont les résultats extrêmes de l'action de l'*arnica*, qui agit alors sur les fonctions de la vie animale ou de relation, accidens qu'on doit éviter autant que possible, ainsi que les autres phénomènes nerveux, n'étant pas nécessaires au succès du traitement, et pouvant beaucoup y nuire.

phale dans la 2e période, quelques cas de *goutte*, l'*asthme essentiel*, en l'associant aux anti-spasmodiques; les *engorgemens froids*, et à une foule d'autres affections morbides où le médecin peut tirer parti de ce remède en l'employant par *analogie* avec les cas où les effets avantageux de l'*arnica* ont été bien constatés.

FIN.

www.ingramcontent.com/pod-product-compliance
Ingram Content Group UK Ltd.
Pitfield, Milton Keynes, MK11 3LW, UK
UKHW021040200726
13857UKWH00005B/1836